人生があと200日で終わるとしたら

治らない病気になったミュージシャンの話

林良彦

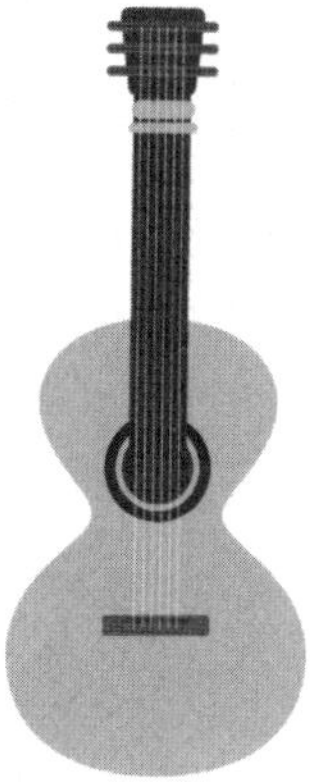

What would you do
if your life ended
in 200 days ?
HAYASHI Yoshihiko

文芸社

はじめに

「わたしが、がんの話を聞いて心に残っていることは富崎《とみさき》さんというミュージシャンの話です。富崎さんはちりょうをしても、もうなおらないと言われてショックを受けたと思います。でも自分のじんせいで好きなことをやって終わろうという気持ちにおどろきました。わたしだったらあきらめきれないと思います」

これは、ふだん病院で医師として働いている「おじさん先生」こと私が、小学校で実施した、がん教育に対する六年生女子の感想文です。進行したがんが発見され、人生の最期を緩和ケア病棟で過ごしたミュージシャンの物語を紹介しました。

会ったこともない、おじさん先生の話を子どもたちが真面目に聞いてくれるだろうか？　と最初は不安でいっぱいだったことを白状します。

ですが、この感想文にはまだ続きがありました。

「でも富崎さんは自分の好きなギターで人を幸せにして、自分も幸せになろうという気持ちにおどろきました。がんは人を傷つけるけど、人はみんなを幸せにするんだなあと思いました」

よかった！

小学生たちは期待以上に、がん教育の話を真剣に聞いてくれました。そして何か大切なことを感じ取ってくれたんだと思いました。おじさん先生が言いたかったことが伝わっていると感じました。

この物語は、治らない病気になったミュージシャン、富崎不二夫《とみさきふじお》さんのお話です。

彼はがんが発見されたとき、すでに治療しても治らない状態だと言われました。でも、彼は自分の好きなギターで人を幸せにすることをやめずに、自分も幸せになろうと決めたんです。まさに、がんは富崎さんを傷つけた病気だけど、彼はみんなを幸せにすることができたんです。

これで死ぬかもしれないと頭の片隅をよぎる「がん」という病気。このがんになる可能性は、子どもから大人まで誰にでもあることを知っていますか?

でも、恐れないでください。このお話は、がんになった人がどのように心穏やかに毎日を過ごしていたかを教えてくれるものでもあります。だから、がんのことを知るのはとても大切なことなんです。もし、がんのことで心配になったら、ちゃんとこの物語を読むのをやめて息抜きしてくださいね。

でも、がんは人を傷つけることはあっても、人はみんなを幸せにすることができるんだという、あの小学六年生女子が感じた気持ちをあなたも味わうことができると信じています。きっと何か大切なことに気づくでしょう。

目次

付録　写真集　106

第1章　幕開け

おじさん先生が富崎さんの話を皆さんに伝える理由は、彼のように、治らない病気に苦しむ人たちが、ただ死を待つのではなく、最期まで自分らしく生きることができると伝えたかったからです。

「人は生きたように死んでいく」と言われるように、最期の死に方はその人の「人生」を物語るものです。人生の最後の瞬間は、その人が生きてきた時間を振り返る時間でもあります。人生をどのように過ごしたかによって、最期の死に方も異なってくるのです。

たとえば、人に怒りっぱなしで嫌な思いをさせるような人は、最期まで周りの人から嫌われるまま、孤独な最期を迎えることが多いのです。逆に人に優しくしていた人は、最期まで周りの人から優しさを受けられることが多く、愛されながら笑顔で最期を迎えられることが多いのです。
病気になったり、高齢になったりすると、周りの人々がどのように自分を思っているか、自分がどのような人生を歩んできたかが、より重要な意味を持つようになります。最期まで自分らしく生き、周りの人々との関係を大切にしている人ほど、周りから愛され、尊敬されることが多いのです。

あなたはどっちがいいですか?

おじさん先生は、富崎さんの話を通じて、終末期の患者さんたちが、自分らしく生きられること、そしてそのような支援を提供する緩和ケアの重要性も皆さんに伝えたいと思いました。
緩和ケアでは、終末期の患者さんたちに寄り添い、彼らが抱える悩みや苦しみを理解し、それぞれの人生の物語を聞き出すことで、患者さんたちが自分らしく生きることができるように支援しています。患者さんたちに対して、ただ病気を治療するだけでなく、尊厳ある最期を迎えるための、「こころ」のケアを提供しているのです。

そのため、我々は常に、優しさや思いやりを持ち、周りの人々と良好な関係を築くことが大切だと感じます。人生の最期には、周りの人々と共に笑顔で過ごし、自分らしく生きた証《あかし》を残すことができるよう、日々の生活で大切なものを見つめ直し、努力することが必要だと感じています。

この物語は、富崎不二夫さんの生い立ちから、プロのミュージシャンとなり、活動のさなかに進行した〝腎臓がん〟であることが発覚し、希望の手術すら受けることができず、絶望の淵に追いやられ、仕方なく緩和ケア病棟に入院してきましたが、彼の仲間やスタッフの支えにより、次第に彼のこころが変わっていく様子を描いたものです。

富崎さんは、自分を支えてくれた仲間には、

「今まで出会った人はみんな家族」

と言い、亡くなる間際にもかかわらず、

「今が一番幸せ」

と言って、音楽仲間に囲まれる中、静かに旅立ちました。

さあ富崎さんの人生の物語の幕を開けましょう。

あっ！　読む時間がないあなたは、付録の七枚の写真集だけでも眺めて、大切な何かを感じて頂ければ幸いです。

コラム1

緩和ケアってなに？

あなたは「緩和ケア」という言葉を聞いたことがありますか？

大きな病院に行くと、外科とか内科とか、いろんな診療科目があるでしょう。近所のクリニックも○○眼科とか△△皮膚科とか、診療科目を標榜《ひょうぼう》していると思います。

どの科を受診しても、病院は病気を治すところです。当たり前の話です。

同じように緩和ケア科も診療科目の一つですが、他の診療科目と異なる点が一つあります。

それは、緩和ケアを受診する患者さんの多くが、治すことが難しくなった病気にかかっているという点です。まだがんの治療中の人もいますが、がんが再発して、もう治療する方法がなくなったと言われた人もいます。

どうして治らない病気にかかった人が、治すための病院を受診するのでしょうか？

大切な点なので、しっかり読んでください。

緩和ケアとは、治らない病気にかかった人たちを支える医療です。たとえば、がんが再発して、もう治すための治療ができなくなった人たちが受ける医療です。そんな人たちの、痛みやこころの苦しみを軽減するための治療を行うんです。

がんは日本人の病気の中で一番身近な病気になっています。皆さんも近くの人ががんにかかったり、がんで亡くなったりした経験があるかもしれません。

がんで苦しんでいる人たちは、痛みや怠《だる》さなどの身体症状だけでなく、死ぬことへの不安や、なぜ自分が病気になったのかという悲しみや苦しみも抱えています。

緩和ケアは、がん患者さんたちが苦しみを抱えながら生活しなくてもよいように、身体の痛みがある人には医療用麻薬（注）を使ったり、こころの苦しみがある人にはカウンセリングをしたりするのです。そうすることで、日々穏やかに過ごすことができるようになるのです。

身近な人ががんにかかった場合には、病気を治す医療だけでなく、緩和ケアも受けることができることを知っておくとよいでしょう。

（注）医療用麻薬……いわゆる麻薬のことですが、医療の現場で適正に使用すると依存性もなく、痛みを緩和することで患者さんの生活レベルを保つことができます。

第2章　ミュージシャン誕生

富崎さんは、別府《べっぷ》という、人がたくさん訪れる観光地にある呉服屋さんの長男として生まれました。

お店はとても繁盛していました。その後弟が生まれましたが、すぐに亡くなってしまったので、富崎さんは一人っ子になりました。その分両親の愛情を独り占めにして育ちました。十人以上ものお手伝いさんがいて、自分で何かを準備する必要もなく、至れり尽くせりの幸せな子ども時代だったのです。

富崎さんの音楽パートナーだったＳｕｍｉさんは、この頃の彼を、

「かわいくてどこか憎めない、相当なお坊ちゃまだったようです」

と語ってくれました。

幼少期を何不自由なく育った富崎さんは、学力の面では英語がペラペラで優秀、体力面でもトライアスロン大会に出場するほど、泳ぐのも走るのも人より抜きん出ていました。昔ながらの言い方で言えば、文武両道の健康優良児ですね。望めば何でもできる環境で育ち、音楽に興味を示せば両親が手当たり次第にギターやピアノなどの楽器を買い与えていました。富崎さんも両親の期待に応えて、楽器の練習を一生懸命していたそうです。

こうして、成人するにつれて富崎さんの興味はだんだん音楽に移っていきました。進学した別府大学では、在学中から別府市内の民間楽団に所属して演奏活動を楽しんでいました。

多種多芸を示すかのように、ワインのソムリエの資格を取ったのもこの頃のことです。

この資格が後で役に立つことになりました。

大学卒業後は、周囲に勧められて、ピアノを作る有名な楽器メーカーに就職しました。

しかし、周りの人たちに勧められた仕事でしたが、自分がやりたい仕事ではなかったようです。仕事がうまく進まず、友だちも作れず、富崎さんは孤独な状況に陥ってしまいました。それで、やりたくない仕事はさっさと辞めて実家に帰ることになりました。

楽器を演奏することは得意でしたが、楽器を他の社員と共同で作製することは苦手だったんですね。自分がやりたい仕事ではなく、やらされた仕事だったのが理由かもしれません。

次の仕事は、ワインの詳しい知識を持っていたので、ワインを売る仕事を始めました。たくさんの人が買い物をする、大分の有名な老舗《しにせ》百貨店に就職したんです。

人の好いお坊ちゃまの富崎さんは、お客さんに高いワインを勧めることはなく、逆に安くて美味しい、コストパフォーマンスのよいワインをお客さんに勧めて販売していました。

しかし、店にとっては、収益の多い高いワインをお客様に勧めないということと、協調性、社会性がなかったことから、楽器メーカーのときと同じようにここもすぐに退職することになってしまいました。

人の好い富崎さんは何が悪かったのか分からず、悲しい気持ちになりました。

富崎さんはそれまでの仕事でうまくいかず、自信を失っていました。しばらくは親から頼まれて実家の呉服屋で働きましたが、これも自分が本当にやりたい仕事ではなかったようです。

そんな富崎さんに転機が訪れたのは、両親が亡くなってからでした。

母親は五十二歳、父親は七十七歳のときでした。ともにがんで亡くなったのです。

ここで富崎さんは、初めてといっていいほど、自分の人生を見つめ直しました。そして楽器はすべてオールマイティだったこともあり、自分のやりたい仕事、夢はやはりミュージシャンだったと思い出したのです。

がぜん、やる気が出てきました。こうして初めて自分のやりたい仕事である音楽活動を、プロとして開始したのでした。

音楽パートナーのＳｕｍｉさんと出会ったのもこの頃です。意気投合してすぐに「GOOD LUCK」という音楽ユニットを結成しました。そして楽器の練習に励みました。

練習しているエピソードを、Ｓｕｍｉさんが一つ紹介してくれました。

ある日、別府の人気《ひとけ》のない海岸の砂浜で、Ｓｕｍｉさんとギターを弾きながらハモっていると、サングラスをかけた強面《こわもて》の男衆が集まってきたそうです。

「これはやばい」

うるさいと文句でも言われるのではないかと思いましたが、事実はそうではなく、歌をリクエストされたのでした。

それで強面の男衆の前で歌ったのですが、次に何を要求されるか、内心ビクビクしていたところ、意外にも強面の一人が、

「大分市内の繁華街にある店で歌ってみないか？」

と仕事を紹介してくれたのでした。

人を見かけで判断したらいけませんね。

こうして富崎さんは音楽に対する情熱と努力で自分たちの道を切り開いたのです。

そして、「GOOD LUCK」としての音楽活動は成功を収め、多くの人たちに愛される存在となりました。

富崎さんの音楽活動はライブだけにとどまらず、少年院や老人ホーム、病院への慰問にまで広がりました。

富崎さんにとって音楽はお金を稼ぐ手段ではなく、音楽を聴いてくれる人を幸せにする手段だったのです。そして自分がやりたいことをやれる幸せに浸っていました。

彼は生活費を親の遺産から得ていましたが、いつそのお金がなくなったのかは分かりません。「生活力」にはやや欠けていたのかもしれません。おじさん先生が彼に出会ったときには生活保護を受けていました。しかし、彼の姿からはお金のことで悩んでいるようには見えませんでした。お金のやりくりはすべてＳｕｍｉさん任せだったようです。

Ｓｕｍｉさんも、

「富崎さんがお金に関して不平を言ったことはない」

と断言していました。

きっと、子どものように純真なこころで音楽活動ができれば幸せだったのでは、と推測できます。

「生き方」に関しては、富崎さんは多少不器用だったかもしれません。しかし、自分が本当にやりたいことを「仕事」とすることができたのは、とても幸せだったのではないかと思います。

コラム2

「仕事をする」ってなに？

働くって何だろう？　楽しいのかな、辛いのかな？　みんなは働きたいのかな、それとも働きたくないのかな？　おじさん先生たちは働いているよね。そこで、おじさん先生の経験から考えてみます。

おじさん先生も富崎さんと同じように、なりたくて医者になったわけではなかったんだ。親が医者だったので、ただ何となく医者になったんだ。そして親から勉強を教えてもらっていたおかげで、学校の成績が少しだけよかったからなんだ。

でも、現実に医学部に入るのは難しくて、三年も予備校に通わないといけなかったんだ。

ただ、医者になってから外科医の道を選んだのは、確固たる理由がありました。成り行きで医者になりましたが、外科は自分の意思で選択したのでした。

その理由は、外科の患者さんは、治るか治らないか、勝負が早いからです。

学生のとき、腹が痛くて歩くこともできなかった患者さんが、手術が終わって一週間もすると颯爽《さっそう》と歩いて退院していく姿を何度も見てきました。

こうして自ら望んで外科医となって手術を重ねてきた結果、多くの患者さんが助かりました。同時に多くの患者さんががんのため亡くなりました。亡くなったのは手術の未熟さであり、自分の責任だと悔しい思いをしました。

患者さんの死は、医者にとって本当に辛いことなんです。

そんな考えが間違っていたかもしれないと気づいたのは、外科医になって二十年近く経ってからのことでした。

経験を重ねていくと、患者さんが今まで歩んできた人生や、家族の絆が見えるようになってきました。手術の前にあった患者さんの人生の物語や、手術のその先にある患者さんの人生の物語を考えるようになったのです。

すると途端に、手術適応や手術のタイミングに悩むようになりました。たった一人の外科医の判断が、患者さんを本当に幸せにするのだろうか？　と分からなくなりました。一旦始まれば手術に没頭できるのに！　と思いました。

そして、自分が理想とする手術と結果とが一致しないことにも気づき始めました。根こそぎがんを切除しても、再発して亡くなる患者さんもいれば、明らかに取り残したがん病巣があるにもかかわらず、長生きする患者さんがいたのです。

そうなんです。

手術してもしなくても、その患者さんの人生を決めるのは、患者さん自身なのだと気づかされたのです。

患者さんのことを一番に考えてきたと言ってもそれは建前で、手術技術の追求を目指していただけで、自分のことしか考えていなかったのだと気づかされました。

外科医の目的は手術することではなく、患者さんが本来持っている寿命をまっとうして頂くこと、そうして何気ない日々を喜んで過ごしてもらうこと、人生を幸せにすることだったのだと気づいたのです。

おじさん先生が行う手術は、患者さん自身に幸せだと気づいてもらう手段に過ぎず、主体はあくまで患者さん自身にあるのです。


どんな仕事でも、その仕事によって喜んでくれる人たちが必ずいます。

仕事が主役ではなく、仕事のその先にある人たちに喜んでもらうことが目的で、仕事はその手段に過ぎなかったのです。

世界は仕事の集まりでできています。

どの仕事が欠けても息が詰まり、暮らしにくい世界になるでしょう。

仕事をしている人はみんな、世界の一員なのだという自覚、そして誇りを持ってください。

難しい仕事も簡単な仕事もありません。好きな仕事も嫌いな仕事もありません。

あなたの仕事のその先にある人たちの喜んでいる顔を思い浮かべてください。そして、あなたがなし得た仕事から得られる自分の気持ち・感性を大切にしてください。その積み重ねがあってこそ次のステップに進めるというものだと思います。

そんなふうに働こうと思える子どもたちが一人でも増え、あなた自身が新たな世界を作っていって欲しいと真に願っています。

あなたも早く大人になって働きたいと思いましたか？

第3章　出会い

さて、初めて自分がやりたい仕事を見つけ、目標に向かって突き進んでいた富崎さんに突然、悲劇が襲いました。

ときどきズシンと、背中や腰に重い痛みがあることを自覚していました。それでも、痛みのことは誰にも言わず、無理をしてでも仕事を続けました。

人から押しつけられた仕事をしていたときには、痛みを理由に何度も休んだことがありましたが、好きな仕事だと、少しくらいの痛みで休みたくないからです。自分の音楽で人に喜んでもらえたり、幸せにしたりすることができるからです。人々が喜ぶ姿を見ると自分も嬉しいからです。

幸い痛みも長くは持続しないため、身体をごまかしながら音楽活動を続けていました。

痛みのことは誰にも言いませんでしたが、音楽仲間のみんなは、富崎さんの異変に気がついていました。

中でもユニットを結成しているＳｕｍ・ｉさんは、常に富崎さんの隣で活動しているだけに、痛みだけではなく、咳をする回数が増えたり、身体が疲れやすくなったりする回数が増えてきた富崎さんの異変が、手に取るように分かりました。

ついに富崎さんから、

「最近オシッコに血が混じるんだ」

と聞いたとき、Ｓｕｍ・ｉさんは富崎さんの首に縄をつけるようにして病院に連れて行きました。

ここで二人は、

「腎臓に大きな腫瘍《しゅよう》があります。今すぐ大学病院に行ってください」

と言われたのです。

結果は、肺と肩甲骨とに転移がある、進行した〃腎臓がん〃でした。


辛くて長い治療が始まりました。

……数ヶ月後。


リーンリン、リーンリン。

おじさん先生の働く緩和ケア病棟の電話が鳴ったのです。

それは大学病院からの電話でした。

「患者さんの名前は富崎不二夫さん。〃腎臓がん〃の終末期です。大学病院での治療が終了したのでよろしくお願いします」

このときに緩和ケア面談を行ったのが、富崎さんとおじさん先生の初めての出会いでした。

親兄弟がいない富崎さんには医療ソーシャルワーカーの配慮で、音楽パートナーのＳｕｍｉさんにも同席してもらいました。

がん病名の告知を大学病院で受けたときも二人一緒でしたね。Ｓｕｍｉさんともこれが初対面になりました。

この出会いが、富崎さんとＳｕｍｉさんと、緩和ケアの取り組みを通じてさらに深い絆を築くきっかけとなっていくのです。

この緩和ケア面談で確認した事項は、次の点でした。

がんと知っているか?……本人、音楽仲間ともに知っている。

あとどれくらい生きられるか?……本人、Ｓｕｍｉさんともに知らない。

緩和ケアの理解……理解していると思われる。
意思の疎通……患者さんに認知症はなく、意思は通じ合えると思われる。
キーパーソン……親兄弟はいないため、音楽仲間の中でもＳｕｍｉさん。

富崎さんは当時の心境を次のように振り返ります。

「その頃は気分的に投げやりな部分もあった」
「気持ちの浮き沈みが激しかった」
「手術に一縷《いちる》の希望を持っていたが、それができないと言われたことが一番ショックだった」

富崎さんは、入院当初これらの感情をおじさん先生や他のスタッフにぶつけたり、怒りを爆発させたりすることはありませんでした。

しかし、言葉では言わなくても富崎さんの中に、何かスッキリしないモヤモヤ感があることを、おじさん先生のアンテナがキャッチしました。

なぜなら、じっと黙って遠くを見つめている富崎さんの背中に、何ともいえない「孤独」を感じたからでした。

コラム3

緩和ケア面談ってなに？

緩和ケア面談というのは、緩和ケア病棟への入院に先立ち、患者さんやご家族に、緩和ケア病棟の概念を知って頂くために行うものです。

患者さんやご家族の中には、

「一旦、緩和ケア病棟に入院すると、二度と退院できない」とか、

「何も治療してくれない」

と、誤解する患者さんやご家族の方が大勢いらっしゃるからです。

また医療者側が知りたいこととして、

- 患者さん本人にがん病名の告知をしているか？
- 生命の予後予測の告知をしているか？

●キーパーソンは誰か？

という大切な事柄があります。

キーパーソンは患者さんだったらどのように思うのか、その意思を代わりに推定してくれます。

そして、これらの確認事項を患者さんやご家族は正しく理解しているか？　という点も重要です。

そうした上で現在の心境、思い、ケアの希望、将来の夢などを丁寧に聞いていきます。

患者さん本人と家族への告知が違っていたりすることもあるので、時間をかけて行うことが肝要です。

そして最後に、療養の場所や症状の確認場所を決定していくのです。

第4章　湧き出した音楽の泉

入院した当初は、気分的にも投げやりだった富崎さんでしたが、緩和ケア病棟で過ごしている間に、おじさん先生やスタッフから見ても明らかに変わりました。笑顔の時間が増えたのです。そして、穏やかになったのです。

緩和ケア病棟で富崎さんとともに寄り添い、過ごしていた音楽仲間のＳｕｍｉさんが、彼の心境が変わった瞬間の様子を雄弁に語ってくれました。

「おじさん先生が病気の説明をしながら、『三人でドミソをハモってみよう』と言われ、声を出して三人でドミソの和音をハモりました。

するとおじさん先生が『いい声が出ますね。みんなで歌おうよ』といった一言がきっかけに、富崎さんの目の色が変わったのです」

おじさん先生には実感がありませんでしたが、これが眠っていた富崎さんの昔の夢を思い出させたようです。

「音楽こそ自分のやりたいことだった、夢だった！」と思い出し、痛み止めを打ちながらも、病院内で音楽活動を再開させたのでした。

音楽の泉が湧き出し、彼を変えたのです。

変わったのは音楽活動だけではなく、それ以外の病棟行事にも積極的に参加するようになりました。入院当初のふさぎ込んで孤独だった富崎さんの姿は、もうありませんでした。

音楽活動については次章で詳しく触れることとして、それ以外の緩和ケア病棟での、富崎さんの意欲的な生活の様子を先に紹介します。

一つ目は「クリニカルクラークシップ」です。

クリニカルクラークシップというのは、医者の卵である医学生さんが、大学病院だけでは学ぶことができない実地研修を、大学病院から飛び出し、地域に根ざした病院で行うというものです。

おじさん先生の役割は、医学生さんに、緩和ケア病棟に入院している患者さんの問診（聞き取り調査）を行って頂く準備をしたことです。

具体的には、患者さんの「選定」と「承諾」です。

気分が落ち込んでいる患者さんは、誰とも会いたくないと思う日もあります。また、いきなり白衣を着た医学生さんがドカドカ病室に入っていくと、患者さんがびっくりするということもあるのです。だから、あくまでも学習というスタンスが、患者さんにとってもストレスにならずに済みますし、医学生さんにとっても、実地の研修が一番の勉強になるのです。

なぜおじさん先生は、問診訓練の実地研修として、特に緩和ケア病棟に入院している終末期患者さんを選んだと思いますか？

この先、いつまで生きられるか分からない患者さんです。しかも、今までできていたことができなくなり、何と情けない自分になってしまったんだと思って落ち込んでいる患者さんです。

わざわざそんな患者さんを選ばなくても、もっと適切な患者さんがいるじゃないかと思うかもしれません。

答えは、こんな終末期になった自分でも医学生さんの役に立つ、という患者さんの「尊厳の回復」を期待しているからです。

病気が完治するのは難しいという事実がありながらも、医学生さんと触れ合う時間を設けることで、自身の問題を問わなくなる、悩む時間が少なくなるのです。その結果、こんな自分でもまだ人の役に立つと思えるようになり、治らない病気に対する視点、考え方が変わる可能性があるのです。

解決できない自身の問題を解消できる、受け入れることができる可能性があるのです。


緩和ケア病棟で二二七日間生活した富崎さんには、十数名もの学生さんに付き合って頂きました。富崎さんも学生さんもご苦労様でした。


また、積極的に病棟行事に参加すると言えば、こんなこともありました。

緩和ケア病棟カフェテリアで開催されたクリスマス会のときのことです。

カフェテリアに大きなクリスマスツリーがデコレーションされています。七夕様のように、願いごとを書いた短冊はありませんが、クリスマスツリーの周囲には、入院患者さんやご家族へのささやかなプレゼントが置いてあります。病棟からのプレゼントです。

そのプレゼントを白い袋につめた後、おじさん先生が扮するサンタさんが袋を背負い、男性看護師さんが扮するトナカイが、そりに見立てた手押し車におじさん先生を乗せ、登場します。

(おじさん先生は不安定な手押し車から何度も転げ落ちそうになりましたが)

そして、サンタさんは袋の中から取り出したクリスマスプレゼントを入院患者さん一人一人に手渡します。

患者さんやご家族はみんな嬉しそうな顔をしています。

富崎さんは頭にトナカイの角のカチューシャをしてプレゼントを受け取っています。傍には音楽仲間が付き添っています。このときは、Ｓｕｍｉさんと、同じくバンド仲間のマッキーさんでした。

そうしているうちに富崎さんの音楽の血が騒いだのか、即興の演奏会が始まりました。ちょうどお見舞いに来ていた、マッキーさんとのギターセッションです。このときの写真を見ると、富崎さんがこころの底からクリスマス会を楽しんでいたことが分かります。

富崎さんのお楽しみは、この病棟カフェテリアで行われた公式のクリスマス会だけではは終わりませんでした。

その後に病室に戻ると、今度は富崎さん自身がサンタに扮して音楽仲間とはしゃいでいました。

床頭台《しょうとうだい》の上には緩和ケア病棟からのプレゼントだけではなく、音楽仲間からのプレゼントが鎮座ましましています。みんなピースサインをつくって撮影に応じてくれています。微笑ましい光景でした。

富崎さんには家族の絆はありませんでしたが、それ以上に音楽仲間との絆がありました。

そんなことを感じながら、富崎さんが入院中に撮りためていた写真集にいつまでも見入っているおじさん先生でした。

そしてこのように、音楽を通じたコミュニケーションが、患者さんのこころの傷を癒やす力を持っている、ということを痛感したのでした。

コラム4

穏やかな時間って、どうしたら過ごせるの？

苦しんでいるあなたの気持ちが楽になるヒントを伝えます。

それは、あなたが思っていることを誰かに話してみるということです。

そんな簡単なことで苦しみが楽になるはずがないと思っていませんか？


ここで注意が必要なことがあります。それはあなたが話す相手は誰でもいいというわけではないことです。

あなたは自分の話を聞いてくれそうな相手（聞き手）を選ぶ必要があります。自分から話そうとしても、相手はあなたの苦しみをスルーしてしまい、あなたの話に関心がないということもあるからです。

そして、相手にあなたの苦しみに対する答えを直接求めてはいけません。ただ話すだけでいいのです。

話し手以上に聞き手にも大切な点があります。

それは、苦しんでいる人が話す相手を探しているときに出すサインを、聞き手は敏感にキャッチしてあげるということです。スルーしないということです。

このサインをキャッチするには聞き手の感性と訓練が必要です。そして相手の話を聞いても、答えを教えたり、自分の考えを押しつけたりしないということも大切です。ただ、相手の話すことを黙って聞いてあげるだけでいいのです。

なぜなら、話し手のことを聞き手が全部理解して援助することは不可能だからです。聞き手は話し手のこころの底にある感情を、一瞬で探り当てることは困難だからです。

話し手は、苦しみに対する答えを求めることが目的ではないかもしれません。

ただ自問自答しているだけかもしれません。話し手の真意はどこにあるのか誰にも分かりません。

答えは、苦しんでいる話し手が見つけてくれるのが理想です。

どういうことなのでしょうか？

緩和ケア病棟でのおじさん先生と富崎さん、Ｓｕｍｉさんの会話を思い出してください。おじさん先生が入院時検査結果を丁寧に説明し、質問を受けた後の会話です。

おじさん先生「富崎さんはミュージシャンだったのですか？」

富崎さん「はい。ここにいるＳｕｍｉさんと『GOOD LUCK』という音楽ユニットを結成して活動していました」

おじさん先生「楽器は何ですか？」
富崎さん「ギターと歌です」
おじさん先生「そうなんですね　歌も歌うんですね」
富崎さん「はい！」
おじさん先生「じゃあ、三人で『ドミソ』をハモってみましょう。私が『ド』、富崎さんが『ミ』、Ｓｕｍｉさんが『ソ』の音です。
せーの！」

三人で「ドミソ」とハモる。

おじさん先生「協力してくれてありがとうございます。きれいにハモりましたね。いい声ですね！」
Ｓｕｍｉさん「ありがとうございます」

富崎さん「……」（沈黙）
Ｓｕｍｉさん「トミさん、どうしたの？」
富崎さん「………」（長い沈黙）

おじさん先生は、この長い沈黙に注目しました。

富崎さんがじっと考え込む姿を見て取り、次の富崎さんの言葉を期待しました。沈黙の時間が長く続きました。

「今、何を考えているのですか？」

と、沈黙を中断して会話を続けることもできましたが、おじさん先生はこれ以上会話を続けることを断念し、ただ黙って傍に居続けました。

この沈黙の間に富崎さんが何を考えていたのかを、後でＳｕｍｉさんが教えてくれました。

自身の夢であった、病院での音楽活動という役割を自分で思い出したのです。おじさん先生がライブ演奏を勧めたわけでは決してありません。富崎さん自身が苦しみを解消する答えを自分で見つけたのです。

苦しんでいる人は「話す」と楽になると先ほど書きましたが、話すとよい理由には、他に二つあります。

一つは、「話す」ことで「放《はな》す」ことができるのです。自分の中にあるモヤモヤを解き放すことができるということです。若者同士のうわさ話や無駄話などのおしゃべりがそうですよね。

自分の中にたまったストレスを誰かに話したら、スッキリしたという人はいませんか？

もう一つは、「話す」ことで「離《はな》す」ことができるのです。自分が話したことを、聞き手がただ黙って聞いてくれると、自分が発した言葉に距離が取れ、冷静に考えることができるようになるのです。

自分さえ気がつかなかった、こころの奥底の感情に気づくチャンスが生まれるのです。


そうなんです。


どうしようもなかった苦しみを、冷静になって見つめ直すことができるようになるのです。

そうすると、あなたの苦しみに対する思いが変わる可能性があります。答えを自分で見つける可能性が生まれたのです。

あなたは、苦しい思いを語り尽くすこと、その語り尽くす過程で自分の思いが明確になり、苦しい事柄の意味の変更が始まり、新しい意味に出合うことができるようになります。

そう思うようになるのに重要な役割を担うのが、聞き手の存在です。苦しんでいる人が語り尽くすためには、何よりも聞き手が必要なのですから。

あなたもそんな聞き手になりませんか！

第5章　穏やかな時間の中で

第1節　三人の同志

　ここで、富崎さんと同じ時期に緩和ケア病棟で過ごした患者さんを、あと二人紹介します。

　一人目は中野《なかの》正三《しょうぞう》さん、80代の男性です（写真1参照）。

〝食道がん〟〝前立腺がん〟を克服した後の〝肺がん〟でした。

　中野さんは高校の教師で、早期退職した後、プロの庭師に弟子入りして、奥さんの退職金を使い、自宅の庭を滝が流れる庭に改装してしまいました。

　忘れられない患者さんの一人で、最初こそ、

「死ぬために緩和ケア病棟に入院した」

とおっしゃっていましたが、次第に考えが変わり、毎日病室から眺める朝陽のありがたさに目覚め、生きていることの素晴らしさに気づき、その感覚を、「いのちの授業」として高校生に向けて講演してくれました。

そして、お釈迦様のように、

「『死ぬほど辛い』とか『死んだ方がまし』などと言うが、生死は天命、喜怒哀楽は人事である。次元が違うので一緒には扱えない。人事は如何ようにでも料理できる。ことわざのとおりに人事を尽くして天命を待てばよい」

と言いながら自分の寿命を受容し、穏やかな余生を緩和ケア病棟で過ごしていました。

周囲から見ても十分生き切ったのではないかと思わせてくれる人生でした。

本人も最期は、

「がんにはなったが幸せだった」

という言葉を残して旅立ちました。

もう一人は鎌田佑《かまたたすく》さんです（写真2参照）。富崎さんと同じ五十代の男性で“膵臓がん”でした。

鎌田さんは塾の先生で、子どもたちが大好きでした。教えることが上手で、生徒たちに人気があったようです。実際、多くの生徒さんが緩和ケア病棟にお見舞いに来てくれました。

鎌田さんは自立心がとても強い人でした。病棟カフェテリアで開催される音楽会やボランティアによるお茶会など、さまざまな行事やイベントに積極的に参加してくれました。

また自分でパンを焼いて同じがん患者さん仲間や病棟スタッフに配ったり、医学生さんとの問診訓練に参加したりと、いい時間を一七八日間、緩和ケア病棟で過ごしました。

おじさん先生の大学時代の野球部の後輩が鎌田さんと高校の同級生だと分かり、病気のことだけでなく、病気以外の世間話にも花が咲きました。

こうして、自宅のリビングで過ごすように、最後まで自立心を保ったまま、愛する家族に囲まれながら、鎌田さんは静かに旅立ちました。

鎌田さんは、自分自身の命を大切にしながら人生を楽しみ、大切な人たちと過ごしたことが分かります。

このように、「いのち」ある人間というものは、ただ時間を過ごすのではなく、自分らしく周りの人たちと関わりながら、楽しみながら過ごすことができるものです。肉体的な「命」がある限り、成熟した「いのち」となって周りの人たちに感動や喜びを与えることもできるのです。そして最期には、大切な人たちに囲まれて静かに旅立つことができるのです。

富崎さん、鎌田さん、中野さんの三人のことをここで書いた理由は、それは三人がとても仲がよかったからです。

三人の間に、がんという共通の病気を抱えた経験があったことが、彼らの絆を深めた一因でした。

がんは、身体だけではなくこころにも深い影響を与える病気であり、同じような状況を経験した人同士であれば、より理解し合えたのでしょう。

そして三人が入院患者さん同士でありながら、お互いに緩和ケアを提供し合っていたことが素晴らしいとおじさん先生は感じました。

そして絆の強さを示すかのように、富崎さんは同士の二人を見送った三日後、ご自分も天国に旅立ちました。

（鎌田さんは二〇一五年十一月十八日、中野さんは二〇一六年四月二十日、富崎さんは四月二十三日に旅立ってゆきました）

このように「いのち」のありがたさを理解することで、自分自身の生き方や周りの人たちとの関わり方を大切にすることができます。そのためにも毎日を大切にし、自分自身を大切にすることが必要ですね。

第2節　コンサートと新聞記事

富崎さんは先に触れたように、痛み止めを打ちながら緩和ケア病棟内のカフェテリアや、病院の二階にある一般病棟ラウンジで、他の患者さんや家族のためにコンサートを開催してくれました（写真3、4参照）。

このラウンジで行われた「GOOD LUCK」のコンサートの模様を、地元の大分合同新聞が記事にしてくれました。

新聞記事は以下のとおりです。

歌が力をくれる　腎臓がんと闘う富崎不二夫さん（別府市）

入院先で念願のライブ

腎臓がんで、大分市中戸次の天心堂へつぎ病院緩和ケア病棟に入院している富崎不二夫さん（59）＝別府市千代町＝らのユニット「GOOD LUCK」のカフェテラスライブが今月上旬、同病院2階ホールであった。

富崎さんはギターを奏でながら、9曲を歌いきり、集まった職員や入院患者、音楽仲間など約80人が温かい歌声に耳を傾けた。

ユニットは、共通の知人を介して出会ったＳｕｍｉさん（大分市）と約5年前に結成。１９６０～70年代のフォークソングや歌謡曲を中心にギターと歌で弾き語りをし、県内のライブハウスや音楽祭に出演したり、病院でのボランティア演奏などを続けてきた。

活動を続ける中で、施設や病院などをもっと巡って、心や体にハンディのある人たちと音楽を楽しもう！　という夢を持ち、張り切っていた今年4月、富崎さんの腎臓がんが発覚。体のあちこちに転移していることが分かった。当初は別の病院で治療を受けていたが、9月に同病棟に転院した。

発覚した当初は精神的、体力的に弱り、歌えなかった時期があったという。

だが、現在の主治医である林良彦医師の勧めもあり、ユニットの活動を再開。ピアノがある広い2階ホールで「ライブを開いてみたい」という富崎さんの願いを叶えようと今回、林医師や病棟職員が準備を進めてきた。

本番直前に痛み止めを打って登場した富崎さんは、「家族になろうよ」「白いブランコ」「なごり雪」などを熱唱。会場の全員で歌ったり、職員のピアノと共演する一幕もあった。

最後に林医師が、

「この演奏を聴いて、病気と闘って頑張ろうと思った人？」

と会場に問い掛けると、入院患者が一斉に手を挙げ、職員からは大きな拍手が送られた。

「こんな機会を設けてくれた職員の方々に感謝です。少しでも長く2人で一緒に歌いたい」とＳｕｍｉさん。

富崎さんは、
「大勢の人たちの前で歌わせてもらい、エネルギーをもらった。夢がかなったといってていい。これからもみんなと歌を楽しみ、たくさんの笑顔をつくっていきたい」
と意欲を語った。

（松原佐江子）

大分合同新聞（二〇一五年十月二十二日刊）

第3節　コンサートとテレビ放送

また、緩和ケア病棟での富崎さんの普段の生活の様子や、緩和ケア病棟内でのカフェテリアコンサートの模様を地元テレビ局に取材して欲しいと情報提供したところ、快く応じてくれました。

純粋で力強い、生きる富崎さんの姿を大分県の皆さんにも見て欲しい、勇気をもらって欲しいと思ったからです。

取材ディレクターの後藤さんとクルーとが何度か緩和ケア病棟を訪問し、富崎さんとＳｕｍｉさんへのインタビューやコンサートの模様をテレビビデオに収めていました。

後藤さんは仕事のときだけでなく、プライベートでも富崎さんのお見舞いに何度となく訪れてくれ、

「トミさんはカップラーメンが好きだから」

と言ってラーメンを二十個差し入れてくれました。

皆さん、おじさん先生と同じように、富崎さんに一度会うと、富崎さんの純粋さ、魅力にとりつかれるのだと思いました。

テレビ放送から伝わる感動をそのまま動画で読者のみなさんにもお見せしたいところですが、物理的に不可能で、できません。

そのかわり放送の模様を文章で実況中継することにします。おじさん先生の拙い文章では、その感動は伝わりにくいと思いますが、何とか放送の内容だけでも皆さんに伝わることを祈っておきます。

放送されたのは平日、二〇一五年十二月二日。夕方の地元ローカルニュース番組（OAB大分朝日放送「スーパーJチャンネルおおいた」）の中で、十八時三十一分からのオンエアでした。

特集：

アナウンサーのナレーションで、

「がんと闘うミュージシャン。病棟に響く絆の歌声。音楽が生み出す力、音楽を通じた出会いが彼の人生を変えました」

という始まりです。

場面は緩和ケア病棟にある富崎さんの病室から始まりました。取材記者が部屋のドアをノックすると、部屋の中から、

「はい」

という富崎さんの返事が聞こえます。続いて、

「失礼します」

と言って記者が入室していきました。

部屋の中に入ると、そこにはギターを手にした主人公の富崎不二夫さんが、病衣を着てベッドの端っこに足を投げ出して腰掛けている姿が現れました。

ナレーションとテロップとで富崎さんが紹介されていきます。

そこでは富崎さんが〝腎臓がん〟と診断されてから現在までの簡単な歴史が語られていきます。ナレーション中の画像では富崎さんが歌っています。歌声も響いています。

さらにナレーションは病院紹介、病室紹介と続き、緩和ケアとは、

「スタッフは患者の痛みや不安をやわらげ、残された時間を穏やかに過ごすため力を注ぎます」

と紹介されました。

Ｓｕｍｉさんの紹介に次いで、二人での合唱場面、カフェテリアでの演奏会の場面、聴き入る患者さんの笑顔が映し出されました。

（演奏する富崎さんの笑顔や、音楽に聴き入る患者さんの穏やかな笑顔を見るだ

郵 便 は が き

料金受取人払郵便

新宿局承認

2524

差出有効期間
2025年3月
31日まで
(切手不要)

160-8791

141

東京都新宿区新宿1－10－1

(株)文芸社

愛読者カード係 行

ふりがな お名前			明治 大正 昭和 平成 年生 歳	
ふりがな ご住所	□□□-□□□□		性別 男・女	
お電話 番 号	(書籍ご注文の際に必要です)	ご職業		
E-mail				
ご購読雑誌(複数可)			ご購読新聞 新聞	

最近読んでおもしろかった本や今後、とりあげてほしいテーマをお教えください。

ご自分の研究成果や経験、お考え等を出版してみたいというお気持ちはありますか。

ある　ない　内容・テーマ(　　　　)

現在完成した作品をお持ちですか。

ある　ない　ジャンル・原稿量(　　　　)

書　名			
お買上 書　店	都道　　　市区 府県　　　郡	書店名	書店
		ご購入日	年　月　日

本書をどこでお知りになりましたか?

1.書店店頭　2.知人にすすめられて　3.インターネット(サイト名　　　　)

4.DMハガキ　5.広告、記事を見て(新聞、雑誌名　　　　)

上の質問に関連して、ご購入の決め手となったのは?

1.タイトル　2.著者　3.内容　4.カバーデザイン　5.帯

その他ご自由にお書きください。

(　　　　)

本書についてのご意見、ご感想をお聞かせください。

①内容について

②カバー、タイトル、帯について

弊社Webサイトからもご意見、ご感想をお寄せいただけます。

ご協力ありがとうございました。

※お寄せいただいたご意見、ご感想は新聞広告等で匿名にて使わせていただくことがあります。

※お客様の個人情報は、小社からの連絡のみに使用します。社外に提供することは一切ありません。

けでも、音楽は生きる希望、活力を与えているのが分かります)
さらに聴き入るスタッフの映像、歌う富崎さんのアップ映像が映し出されています。
演奏会の場面ではナレーションはありません。
二人の歌声のみです。生の歌声を聞いて頂けないのが本当に残念です。

さて、画面はがらりと変わって、富崎さんが車椅子に移乗して院外に外出する場面に切り替わりました。行き先は近所の酒蔵ライブハウスです。音楽仲間が富崎さんのために演奏会を設定してくれたからです。

車の中で記者がインタビューしています。

「富崎さん、今日は楽しみですか?」

「楽しみです。久しぶりに音楽仲間と会えるから。ドキドキな感じもする」

と笑顔で記者を振り返ります。

富崎さんのために音楽仲間が特別ライブを用意した現場では、「GOOD LUCK」の二人がライブをしています。

そこにサプライズで登場したのは、二人が尊敬してやまない、大ファンのギタリスト・吉川忠英《ちゅうえい》さんでした。

吉川忠英さんは福山雅治の〝家族になろうよ〟という曲のバックでギターを演奏するほどの有名人だそうです。

二人とも感激して
「ワー‼　ワー‼」

と感嘆の声しか出ません。

会話することさえできず、吉川さんと握手するのが精一杯のようです。

そして吉川さんのギターの演奏で〝家族になろうよ〟を富崎さんとSumiさ

んが歌うこともできました。

次は吉川忠英さんの演奏ライブです。

富崎さんは食い入るように見つめ、耳を傾けています。仲間からの粋な計らいに、まるで子どものようにはしゃいでいます。

吉川さんの演奏が終わると、吉川さんの音楽ＣＤにサインしてもらっています。三人で記念写真も。よかったですね。

仲間の支えは富崎さんの大切な財産です。

テレビ画面は病室に戻って、

「心から笑えるまでには、決して一人では乗り越えることができなかった辛い闘病時代がありました」

とナレーションがはじまり、例の富崎さんの目の色が変わった瞬間のＳｕｍｉさんの話、そう、おじさん先生らと三人でドミソの和音をハモった話になりました。

何度も言いますが、おじさん先生としては何気なく口に出た言葉で、富崎さんの行動変容につながるようにと考えて発言したわけではありません。

しかし結果として、おじさん先生の一言が富崎さんの行動を変えたようです。

テレビ放送はさらに、

「闘病生活の中で新たなつながりもできました」

とナレーションが続いていきます。

おじさん先生にもインタビューしていますが、我ながら聞くに堪えません。大切な話ですが、なぜか棒読みしているかのような、感情のこもらない言葉に聞こえるからです。

割愛させてください。ただし大切な話は文章で語ることにします。

テレビ放送の結びは、

「今まで出会った人全員が自分の家族です。長いこと生きてきたが今が一番幸せです。だから死ぬのは恐くない」

という富崎さんの言葉でした。

全部で六分五十七秒の長編でした。この報道を見て、おじさん先生も人との繋がりや大切な人たちと過ごす時間を大事にしたいと改めて思いました。

第４節　音楽の持つエネルギー

穏やかな日々を過ごす富崎さんのエピソードをもう一つ紹介します。

それは富崎さんのギターの音色について音楽仲間の言葉です。次のように語っていました。

「富崎さんのギターの音色は、簡単に出せるものではない。ギターの音色は弾く人によるのであって、ギターの値段によるのではない」

富崎さんのギターは三万五〇〇〇円くらいで、ブランド物でも何でもありません。ちなみに数百万円もするギターを持っている音楽仲間が富崎さんのギターを借りて演奏してみましたが、富崎さんのようなやさしい音色は出せませんでした。富崎さんだけが奏でることができる、「一期一会」の音色だったのですね！

おじさん先生には音色の違いは分かりませんが、弾く人の魂が乗り移るに違いないと感じています。こんな話を聞くとおじさん先生としても嬉しい限りです。

音楽のいいところは、富崎さんが他の人に生きる希望・勇気を歌声で送ることだけではなく、富崎さん自身も聴いてくれた人たちから生きる勇気をもらっていたことです。

どのコンサートでも、おじさん先生は必ず大勢の聴衆の患者さんに質問しています。

「富崎さんの歌声を聴いて病気に立ち向かおうと勇気が出たり、元気が出たりした人はいますか？」

すると、その場にいたほとんど全員が手を上げてくれるのです。それを見た富崎さんも笑顔が一杯でした。

富崎さんと聴いてくれた人との間にエネルギーの交換があったのですね、とよく分かります。このエネルギーが富崎さんを長生きさせてくれたのだと思います。

富崎さんは観衆がいなくても病室でよくギター片手に歌っていました。ましてＳｕｍｉさんが病室にお見舞いに来られると、いつも「GOOD LUCK」の即興演奏会の始まりでした。

「そのときの選曲は別れの歌がほとんどだった。歌った後二人で泣いていた。こんな日が何日も続いた」

と、後日Ｓｕｍｉさん宅に伺ったとき、そのときに歌った楽曲を聴きながら、このように振り返ってくれました。

さらに続けて、

「死の直前まで幸せって言える富崎さんの生き方が素晴らしいなと思います。富崎さんがこの言葉を言い出したのは緩和ケア病棟に入ってからでした。周囲には自分だけではなく、同じ病で戦っている患者さんがいらっしゃるし、緩和ケア病棟のスタッフに支えられている安心感があったのではと思います。

あの病棟の雰囲気は他の病院にはなく、とても癒やされました。私も緩和ケア病棟に通うのが楽しかったくらいです。
きっと富崎さんが一年間頑張れたのも、居心地がいい場所だったからでしょう」
と、振り返りが続きました。
改めて音楽の持つエネルギーを実感しました。

コラム5

緩和ケアを支える人って、どんな人たち？

おじさん先生が働いている緩和ケア病棟のチームと役割を紹介します。

医師……患者さんの主治医です。おじさん先生もここに入ります。ただ一般の治療医と違って、抗がん剤や外科的切除などがんに対する治療は行いません。緩和ケア病棟では主として患者さんの痛み、怠さなど身体的な症状に対応します。最も大切なことは、医師一人の判断で治療方針を決めるのではなく、ここにあげるチーム全員の話し合いで、それぞれが納得する治療法を選択します。チーム全員が同等の立場です。

看護師……おじさん先生の緩和ケア病棟では、担当看護師制度を採っていました。患者さんの日常のケアを担当しています。他にも緩和ケアに特化した専門的な知識や技術を持つ看護師さんがいます。緩和ケア認定看護師、がん性疼痛看護認定看護師など専門性が高い職種です。これらの看護師さんたちは、緩和ケア病棟の主役と言ってもいいでしょう（おじさん先生は脇役です）。

臨床心理士……臨床心理士は入院患者さんたちのこころの痛みや不安を少しでも和らげるお手伝いをする人です。話を聞いてあげたり、こころの負担を軽くするためにリラックスしたり、楽しいことを思い出したりする方法を教えてあげたりします。また、患者さん本人だけではなく、家族も支援しています。たとえば、あなたたちのお父さんやお母さんが病気で苦しんでいるとき、臨床心理士はあなたの気持ちを聞いてあげたり、一緒に悲しんだり、希望を持つように励ましてくれたりします。

薬剤師……痛みに使用する薬剤をはじめとして、睡眠や倦怠感の問題など、さまざまな症状をコントロールするための薬についてアドバイスをしてくれます。ありがたい存在です。

管理栄養士……がんの治療による副作用で食が進まないときや、がん自体が進行して食欲が減退してくるときなどに、どのような食事形態が食べやすいか、どれくらいカロリーを摂取すれば日常生活に足りるか、を適切にアドバイスしてくれます。

理学療法士・作業療法士・言語聴覚士などのリハビリ職員……がんが進行してくると今までできていたことができなくなります。男性で言えば最後まで立ちションしたいものです。そんなときに残された機能を最大限に活用して、緩和ケア病棟で生活するためのリハビリをしてくれます。終末期の患者さんは、リハビリ目標の希望が明確であることが多いのですが、一方でその目標は実現不可能であることが少なくありません。こんなときであっても、リハビリ目標を実現するためではなく、日々を心地よく過ごすためにリハビリ自体が生きる希望に繋がるケースが多いのです。

医療ソーシャルワーカー……がん以外のことは何でも相談できます。特に患者さんやご家族が生活していく全般においてサポートしてくれます（経済面、医療福祉、在宅療養では訪問診療してくれる医師や看護師を調整してくれます）。

補助看護師……忙しい看護師さんを補助してくれる職種です。患者さんの保清や体位変換などだけではなく、散歩に同行したりすることもあります。

病院清掃作業員……清潔できれいな緩和ケア病棟の環境は、病院清掃の達人たちに支えられています。終末期の患者さんが穏やかな気持ちでいられるのも彼らのお陰だといっても言い過ぎではありません。患者さんの中には掃除してくれる人にだけ自分の本心を話す人もいます。

このように、終末期患者さんに関わるために、多くの職種が必要な理由がお分かり頂けたと思います。もちろんそれぞれが専門職であるのですが、患者さんの苦しみのSOSサインを、大勢いるスタッフの中で誰かがキャッチして欲しいと思っています。

何度も書きますが、患者さんは自分の苦しみを話すときには人を選びます。誰にでも話すわけではありません。キャッチした人が、患者さんの苦しみを多職種カンファレンスで話してもらい、チーム全員で患者さんの苦しみを共有するようにしています。

注意が必要なのは、共有した患者さんの気持ちを、各職種がその患者さんのところで話をしないという点です。なぜなら患者さんは、あなたにしか話していないのになぜみんな知っているの？　となるからです。

あっ、緩和ケア病棟をサポートしてくれる大事な人たちを忘れていました。

それは次の方々です。

ボランティア　患者さんのご家族以外でお手伝いして頂いた方々を紹介します。

●保育園の園児たち（カフェテリアで遊戯会を開催してくれました。若い力は年寄りを元気にしてくれます）

●いち碗茶赤十字ボランティアなど茶話会のたびに手伝ってもらった方々（飲み物や食べ物は人と人との繋がりを密にし、元気にしてくれます）

●ギターボランティア、ハーモニカボランティア、教会コーラスたんぽぽの皆さん、など音楽ボランティアの皆さん（音楽は聴いている人を元気にしてく

れます）

● 医学生さん、看護学生さん（医療を目指す若い力は患者さんもおじさん先生も元気にしてくれます）

どなた様もありがとうございました。

あなたも緩和ケア病棟で患者さんたちと触れ合ってみませんか？

第6章　天国への階段

その後も富崎さんは穏やかな日々を病棟で過ごしていました。その穏やかさがよく分かる写真があるので紹介します（写真5参照）。

富崎さんの部屋からは、西日が当たる山の神々《こうごう》しい景色が見渡せました。緩和ケア病棟の部屋の窓はすべて東側に面していたからです。そして山の端から登る日の出も見ることができました。

おじさん先生もこの景色が大好きで、すぐ目の前には野菜畑があり日々の成長が見て取れます。お百姓さんが常に働いています。

毎日見ていると少し手入れを怠るだけで雑草が生えてくるのが分かりました。手入れの行き届いた野菜畑は気持ちがいいものです。

その向こうは平屋の家並みで生活感が溢れています。さらにその背景には天面《てんめん》山《ざん》を真ん中に緑あふれる山々が連なっています。

富崎さんも自分の部屋から眺めるこの景色が大好きで、頭を西側、足を東側に配置して、ベッドを起こすとこの景色が見えるようにしていました。

この写真には、窓から見える目映《まばゆ》い太陽の光を浴びてピースサインをしている富崎さんが写っています。それは西日が当たっている景色ではなく、日の出のときの写真でした。夜勤の看護師さんが、何か感じるものがあって撮ってくれた富崎さんの写真に違いありません。

Ｓｕｍｉさんによると、富崎さんは、日の出のとき、

「窓から神さまが入ってくるんだ」

と言っていました。

このとき、富崎さんは生きることのありがたさを感じていたのかもしれません。病気と闘いながらも、自分の「いのち」が尊いことを改めて感じ、生きることに対する感謝の気持ちを持っていたのかもしれません。彼のこのような姿勢は周囲の人々にも多くの感銘を与え、癒しを与えました。

この写真は何時間見ても見飽きることがありません。

二〇一五年九月に入院した富崎さんですが、翌年の桜も見ることができました。もちろんじっとしていない富崎さんは、車椅子に乗って桜を見に行きました。そのときの様子を写真に撮って、富崎さんにプレゼントしました。それまでの写真と違って頭はボウズにしています（写真6参照）。

顔の表情だけは全く以前と変わりなく、ピースサインをつくって笑顔で応じています。痛み止めの注射だけではなく、栄養のための点滴が二本追加され管理されているのが写真を見ると分かります。

この写真を見ると身体は病気でも、こころまで病気に冒されていなかったとよく分かりました。

この頃になると、

「富崎さんは神さまのことしか言わなくなった」

とＳｕｍｉさんは言っていました。

さらにＳｕｍｉさんは、「三月までは生かさせてください」と富崎さんがお祈りしていたと言いました。

実際は三月どころか四月まで生きて桜を見ることができたのですが、三月になると何があったのでしょうか？


そして、ついに誰もが避けることができないその日が訪れました。それは、二

○一六年四月二十三日のできごとでした。
富崎さんの最期は、まるで木が自然と枯れ木になるように、素晴らしい音楽仲間が集まる中、ゆっくりと静かに穏やかに旅立ちました。その顔は安らかで、十分生ききったと寿命を全うしているようにおじさん先生には見えました。

ゆっくりお休みください。


富崎さんが最期に遺した言葉です。

「音楽仲間や病院のスタッフ、今まで出会ったすべての人が家族です。皆さんに感謝するとともに、自分は何十年も生きてきたが、『今この瞬間が一番幸せ。最高に』だから死ぬのは恐くない」

この言葉は、富崎さんが自分の人生を全うし、満足のいく生き方をしたことを示しています。また、死と向き合い、自分の人生に意義を見いだし、前向きに受け止める姿勢も示しています。

富崎さんの人生は多くの人たちにとって、生き方のヒントになるものであったことには間違いありません。

富崎さんとのひとときを緩和ケア病棟でともに過ごしたＳｕｍｉさんの言葉です。

「自分の親や姉もがんで亡くなりました。そのときに、がんは恐ろしいと感じていました。しかし、富崎さんの緩和ケア病棟での生活を見てみて、初めてがんでもいいなと感じたのです。恐くないな。緩和ケアって楽しいところだなと思いました」

富崎さんの音楽仲間の言葉です。

「人生の最終段階で頑張る富崎さんの姿を見て、自分を振り返って考える機会を頂きました。自分が富崎さんの立場だったら富崎さんのように穏やかでいられるだろうか？」

緩和ケア病棟の富崎さんの周囲には、こんなにも素敵なエネルギーのやりとりがあったのだと分かりました。これが緩和ケア病棟の醍醐味ですね。

患者さんだけでなく、家族とも言える音楽仲間の皆さんもともに成長したことが分かり、緩和ケア医冥利に尽きます。

コラム6 グリーフケアってなに？

グリーフケアとは、
「大切な人が亡くなって残されたあなたの深い悲しみや、複雑で深刻なこころの状態に寄り添い、あなたが回復するようにサポートをするケア」
と定義されています。

時間が経てば自然に悲しみが消えたり、小さくなったりするかのように思いがちですが、当人にとって消えることはありません。そしてこれは病気ではありません。

大切なことは、周囲のサポートが必要だということです。

あなたは大切な人が亡くなった経験がありますか？

あれば、そのときどんなふうに思いましたか？
なければ、そのとき、どんなふうに思うでしょう？

- 死んだのは自分のせいだと思いませんか？
- ぼくも死ぬのと思いませんか？
- お父さんが死んだらお母さんも死ぬのと思いませんか？
- どうして死ぬのと考えていませんか？
- 死んだ人はどこへ行くのとか、死んだらどうなるのと思いませんか？

あなたは、あなたの大切な人が亡くなるということを考えたことがありますか？

想像してみてください。

深い悲しみや不安を感じるかもしれません。
強い怒りを感じるかもしれません。
その結果、食欲不振や不眠になるかもしれません。
家に引きこもったり、活気がなくなったりするかもしれません。
逆に怒りから攻撃的な行動を取ったりするかもしれません。
あるいは何事もなかったかのように振る舞うかもしれません。

繰り返しますが、これは病気ではありません。グリーフケアとはあなたのこの疑問に答えていくケアです。そんなあなたを支えるケアです。

それでは、どこで誰からこのグリーフケアが受けられるのでしょう？

医療関係では緩和ケア科や精神科のある病院、診療所の医師、看護師、臨床心理士などから。

宗教関係ではお寺の住職さん、教会の牧師さんなどから。

あるいはお葬式を取り扱う葬儀屋さん、納棺師さんなどから。

学校関係では先生、学校カウンセラーなどから。

地域に根ざしたピアサポーターなどの団体に属している方々などから受けることができます。

どこでも受けられるものではないので、どうしたらグリーフケアを受けられるか、まずは病院にある相談室やかかりつけ医に行って聞いてみましょう。

第7章　天国からのカムバック

富崎さんが二〇一六年四月二十三日に旅立って、だいぶ時間が経ちました。

しかし富崎さんが緩和ケア病棟で過ごした物語は、形を変えて今でも生き続けています。

それは、おじさん先生が小学生のがん教育に富崎さんのテレビ動画と写真とを用いて、彼が緩和ケア病棟で最期までの日々を過ごした、人生の物語を話しているからです。


おじさん先生が行った小学生に対するがん教育の目的は、小学生にがんの予防やがんの知識を詰め込むというよりは、がんにかかった人の「実際」を知った上で、どのようにがんを受け入れ、失意から一歩を踏み出す力をつかんでいったのか？　そのための心構えを学ぶことです。
それが「いのち」の大切さに気づき、自分らしく生きることにつながるからです（写真7参照）。

富崎さんの人生の物語を聞いた小学生の感想文を四つ紹介します。

感想文①　小六女子

「わたしが、がんの話を聞いて心に残っていることは富崎さんというミュージシャンの話です。富崎さんはちりょうをしても、もうなおらないと言われてショックを受けたと思います。でも自分のじんせいで好きなことをやって終わろうという気持ちにおどろきました。
わたしだったらあきらめきれないと思います。でも富崎さんは自分の好きなギターで人を幸せにして、自分も幸せになろうという気持ちにおどろきました。

がんは人を傷つけるけど、人はみんなを幸せにするんだなあと思いました。

これから自分はむりなことはあきらめて、できることはあきらめちゃだめだなあと思いました。いのちは一つ。時間は長いけどできるかぎりやりたいことをやっていきたいと思いました。

自分はやりたいことがあるので死ぬ前にやりたいことをやりたいです。

わたしはがんについてわからないことがたくさんあったけど、おじさん先生のお話を聞いて、がんのことがしれてよかったです。

ほんとうにありがとうございました」

感想文②　小五男子

「治らない病気になった人は、みんな　ただ死を待つだけのいわゆる『生きている死人』かと思っていた。

だけど、治らない病気になった人も死ぬまでの人生を楽しもうとしているんだと分かりました。今後もこのような話を聞いて、いのちに対する理解を深めたいと思います」

感想文③　小六女子

「わたしがいちばん心にのこった話は富崎さんの話です。

わたしはがんになったら、ただ苦しいだけと思ったけど、自分の好きなことを見つければ、どれだけ苦しくても、短い間でも幸せと思えるんだなあと思いました。

もしわたしが50年後や70年後にがんになっても、少しでも幸せとかんじたいと思いました」

感想文④　小六女子

「わたしは富崎さんの話を聞いて、すごく楽しそうで、いちばんいんしょうに残ったことは、朝おきて太陽が上がってきたらすごくうれしそうで、まるで神さまみたいと言っていた。

わたしたちは朝がくるのはあたりまえのことかと思っていたけど、きょうの話を聞いて、今生きられていることを本当にすごいと思います。

毎日の生き方を考えてすごしてゆきたいです」

みんな話を真面目に聞いてくれてありがとうございました。これらの感想文はおじさん先生の宝物です。

コラム7

がんってなに？

わたしたちの身体は、たくさんの細胞でできています。身体の細胞は毎日分裂して、古い細胞は新しい細胞に入れ替わっています。このため転んでケガをして細胞が傷んでも、何日かすると治ってしまうのです。新しい細胞に入れ替わるからです。

転んで皮膚がすりむければ、同じ場所に皮膚が再生するのです。ツメが剥がれればツメが再生するのです。間違っても皮膚にツメが再生することはありません。

これは、細胞が入れ替わるための指揮命令系統が正しく細胞に伝わり、分裂していくからです。

がん細胞も同じように細胞からできているのですが、健康な細胞と違うところがあります。

それは、
- 数が増えるのが早いから、大きくなるのも早い。
- 健康な細胞の本来の働きをじゃまする。

という点です。

一言で言えば、再生のための指揮命令系統が正しく細胞に伝わらず、細胞の分裂が制御されていないという点です。

人間は数万年もの長い年月をかけて、社会生活に適応できるように進化してきました。細胞も合目的に機能できるように進化させてきたのですが、それが一瞬のうちに崩れ去るのです。

制御されないという意味は、勝手に無秩序に、無目的に増えていくということです。この二つの特徴が、健康な細胞とがん細胞との違いです。

だからケガをした皮膚から皮膚に似ても似つかない組織ができるのです。皮膚からツメができるかもしれません。その結果、ツメは皮膚の正常な働きを妨げ、勝手に大きくなって痛みを生じるようになったり、社会生活を営む上で不都合な点が出てきたりするのです。

以上ががん細胞の特徴ですが、最後に付け加えておきたいことがあります。

それは、がん細胞も初めからがん細胞になりたかったわけではないのです。少しだけ遺伝子が傷ついたために、皮膚の細胞になりたくてもなれなかったのです。爪になりたくてもなれなかったのです。でも、現実にはがん細胞が人間に宿ると他の正常細胞を傷つけます。そして死に至らしめることもあります。

おじさん先生が言いたいことは、がん細胞であっても自分の身体の一部なのです。一方的にがんを憎むのではなく、共存していくことができないか⁉　という点です。そのためには本格的にがん細胞が人を傷つけてしまう前に、定期的に検診を受けてがんを早期発見・早期治療することが大切だと考えています。

おわりに

緩和ケアとは人間対人間の魂の触れ合いです。緩和ケア病棟では、結末は悲しいことが多いのですが、それよりも楽しいこと、嬉しいこと、こころが洗われることをたくさん経験しました。

限られた自分の寿命を知ったとき、富崎さんはやけっぱちにならず、自分の大好きな音楽を続けたんです。自分の役割を思い出し自己成長を続けたんです。

富崎さんが穏やかに、静かに、純粋に生きる姿を見て、おじさん先生も自分の人生を振り返るきっかけとなり、ともに自己成長できる関係であったことに気づきました。
改めて富崎さんに感謝します。
長い間お疲れ様でした。天国で三人の同志仲良くゆっくりお過ごしください。

付録　写真集

●写真1　緩和ケア病棟の同志たち

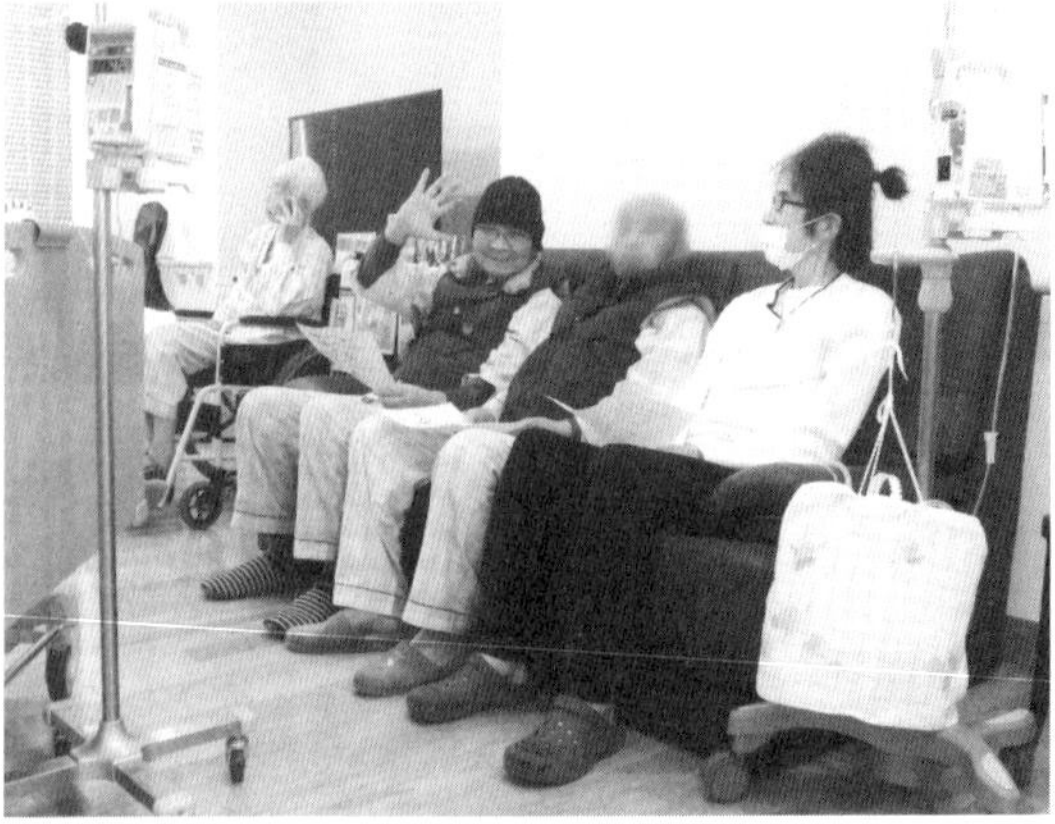

この写真は緩和ケア病棟カフェテリアで行われている音楽会のときのものです。主人公の富崎不二夫さんと同志の中野正三さんが写っています。ソファに座っている右端が富崎さん、一人おいて左端が中野さんです。

緩和ケア病棟に入院している患者さんたちは、お互いを知らなくても、入院している同志というだけで、余分な会話がなくてもすぐに打ち解け合っていました。がんになったことがないおじさん先生の存在なんかと比べものにならないくらい、頼りになる存在だったと思います。口には出しませんでしたが、同志が生きている姿を見せるだけでよかったのです。

毎週行っている音楽会の他にも、カフェテリアではさまざまな催しがあります。季節ごとに花見、夏祭りやクリスマス会、茶話会、遺族会などなどです。

非定期的にはボランティア（主として患者さんのご家族）による大道芸、マジックショー、近くの保育園の園児を招いて遊戯会、なども行っています。

緩和ケア病棟の同志たちは、こういう機会があるごとに、お互いの存在を確認し合っていたのだと思います。その意味では、お互いが緩和ケアを提供している理想的な環境ができあがっていました。

●写真2　病室コンサート

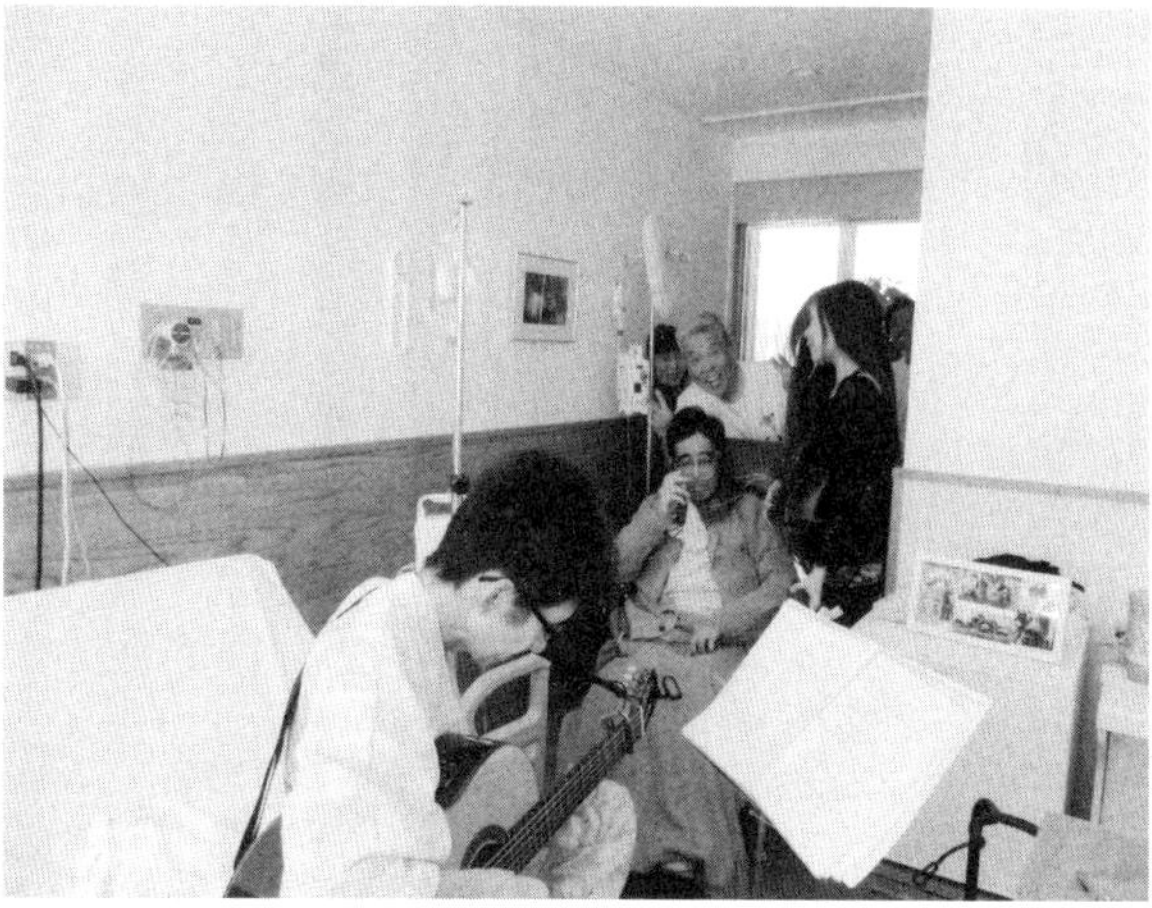

富崎さんは病院ラウンジや緩和ケア病棟カフェテリアなどの公共の場だけではなく、患者さん個人的にも音楽を奏でてくれました。

自分の部屋に患者さんを招き入れたり、逆に自分が他の患者さんの病室に出かけたりして演奏してくれたのです。

この写真は三人の同志のうちの一人、鎌田さんが富崎さんの部屋を訪れている写真です。

おじさん先生が鎌田さんを誘ったからです。

なぜならば終末期患者さんは孤独だからです。鎌田さんも例外ではありません。塾の先生だった鎌田さんには大勢の生徒さんがお見舞いに来られました。鎌田さんも自立心が強く、パンを焼いてみんなに振る舞ったり、緩和ケア病棟のイベントに積極的に参加したりしていました。しかし夜になると孤独でした。

富崎さんの優しいギターの音色がこころに染み渡ったのか、鎌田さんは涙ぐんでいるようにも見えます。富崎さんは鎌田さんにとって、最も素晴らしい緩和ケア提供者でした。

音楽の持つエネルギーの偉大さを、ここでも実感できました。

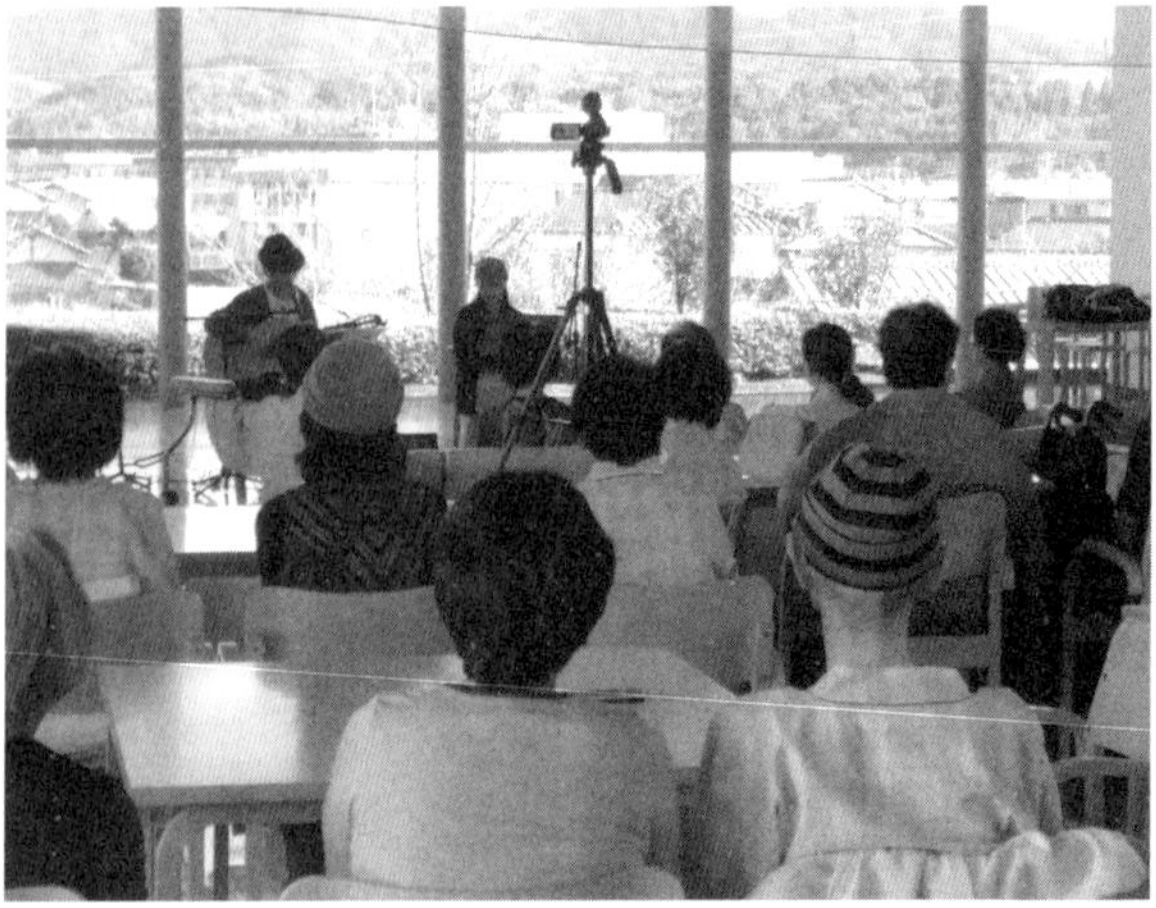

●写真3　ラウンジコンサート

病院の共有の場であるラウンジで行われた「GOOD LUCK」のコンサートを客席側から見た写真です。向かって左側に富崎さん、右側にＳｕｍｉさんが写っていますね。

ちょっとテカってわかりにくいですが、映画館の大きなスクリーンのような窓に映し出される背景の田園風景を見てください。この光景には誰もが癒やされています。

この写真の背後には、この数倍もの聴衆がいらっしゃいました。聴衆はそのときどきに入院していた一般病棟の患者さんやその家族、病院スタッフなどでした。中でもリハビリのスタッフは積極的に患者さんたちをコンサートに連れてきてくれました。

「新聞記事とコンサート」の現場となったのがこのラウンジコンサートです。コンサートの終わりになると、おじさん先生はいつも聴衆に問いかけています。

「このコンサートを聴いて病気と闘おうと勇気を頂いた人？」

すると決まってほとんどの患者さんが手を挙げてくれます。患者さんだけではありません。その場にいたお見舞い客や一般の職員さんも手を挙げてくれます。

エネルギーの交信が行われている現場と言っても言い過ぎではありませんね。

●写真4　カフェテリアコンサート

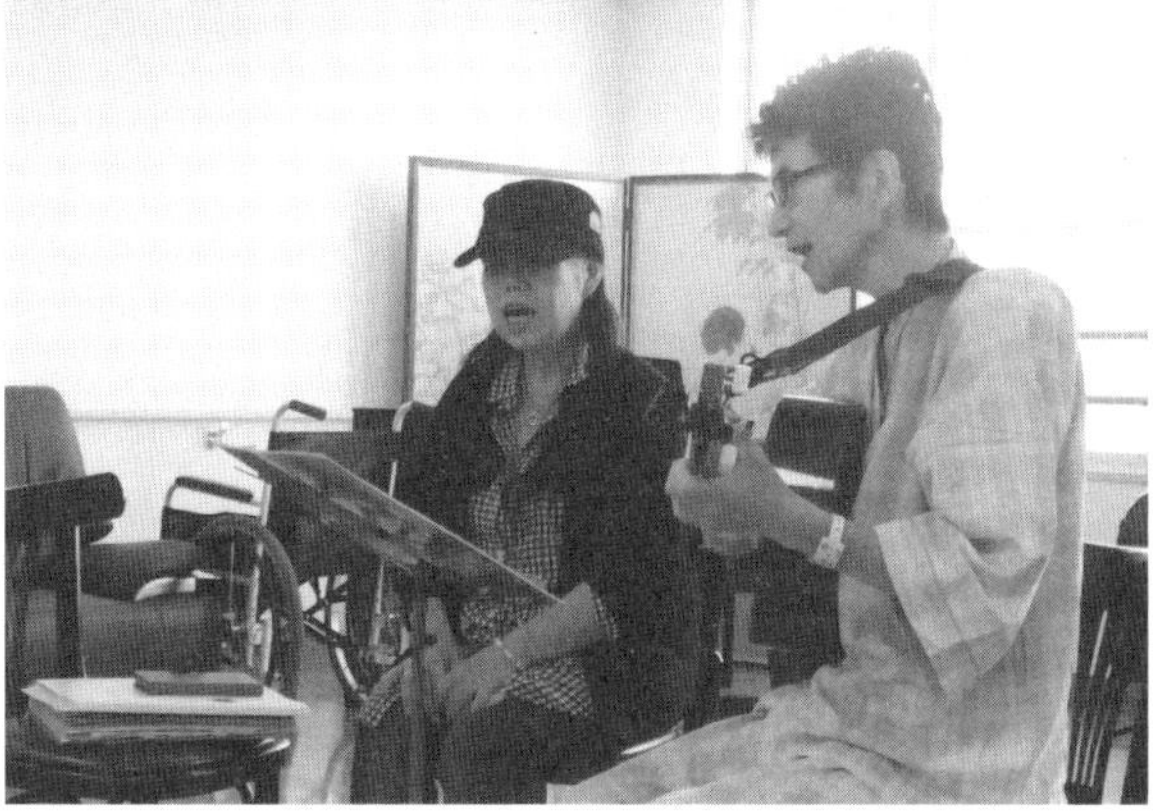

緩和ケア病棟カフェテリアでの「GOOD LUCK」のコンサートのときの写真です。富崎さんは病衣を来たままの演奏です。寄り添うSumiさんも写っていますね。

この写真を見ると、音楽の持つエネルギーを皆さんにおすそわけしようとする二人の一生懸命さが伝わってきます。

聴衆は同じ時期に入院していた終末期患者さんとご家族です。もちろんおじさん先生と病棟スタッフもです。歩ける人はソファに腰掛けて、歩けない人はベッドごとやって来て二人の演奏を静かに聴いています。

音楽の持つ力で勇気をもらったのは患者さん、ご家族だけではありません。もちろん富崎さん自身もおじさん先生も緩和ケア病棟のスタッフもみんな、音楽を通じて、富崎さんとエネルギーの交信ができました。

音楽療法を専門とする職業に「音楽療法士」という資格があります。この資格は国家資格ではなく、民間の資格です。そしてこの音楽療法士を病院の常勤として採用している医療施設はほとんどありません。彼らのボランティア精神に頼っているのです。

どうか早く音楽療法士が国家資格になり、音楽療法士を目指そうと思う子どもたちが増えるように祈ります。

●写真5　穏やかな日々

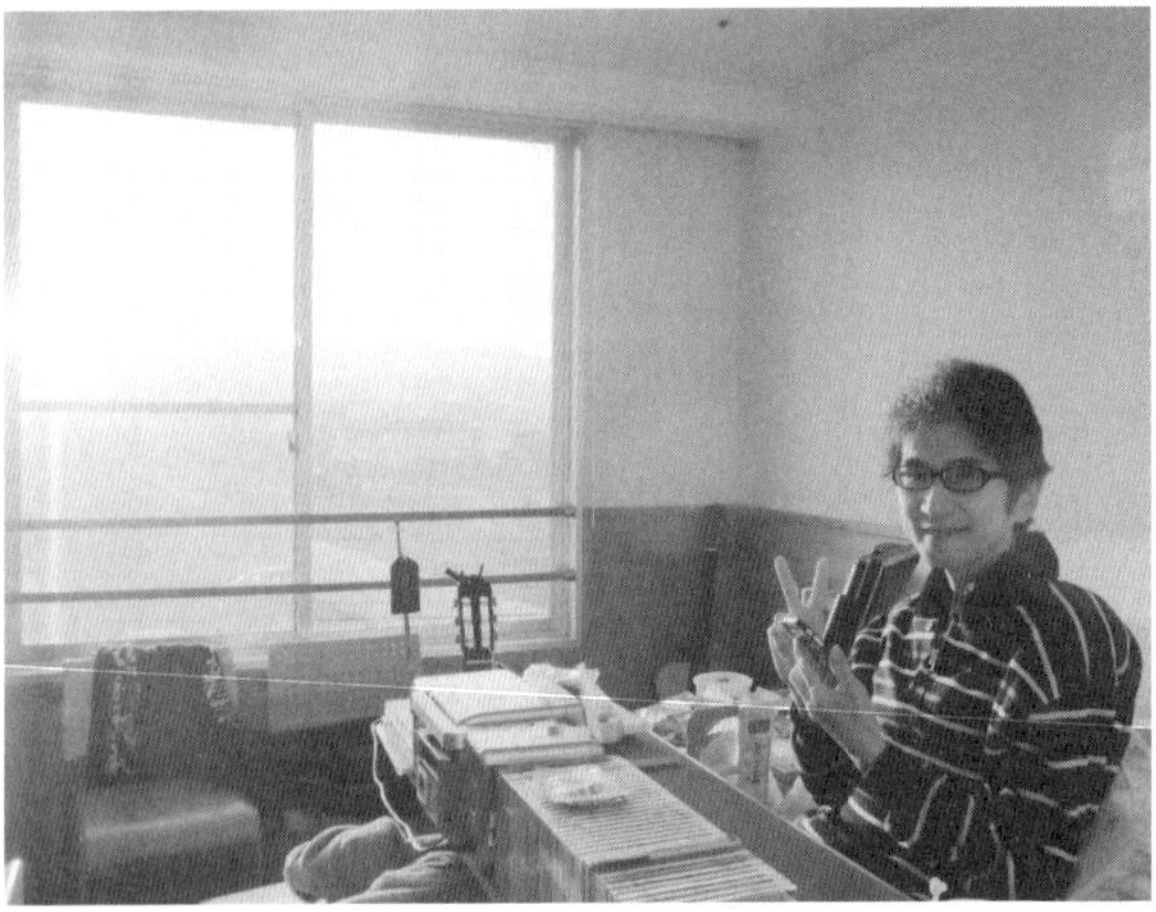

日の出に向かってピースサインをする富崎さんの写真です。普段、おじさん先生には見ることができない富崎さんの穏やかな姿が見て取れます。夜勤の看護師さんが撮ってくれました。

今日も生かされている喜びを感じていましたか？

富崎さんはその感覚を、

「窓から神さまが入ってきた」

とよく言っていました。

富崎さん自身が神々しく見えます。

いくら丁寧に文章を紡いでもこの一枚の写真に勝るものはありません。

おじさん先生の好きな一枚です。何時間でも見ていられます。

●写真6　桜の季節まで

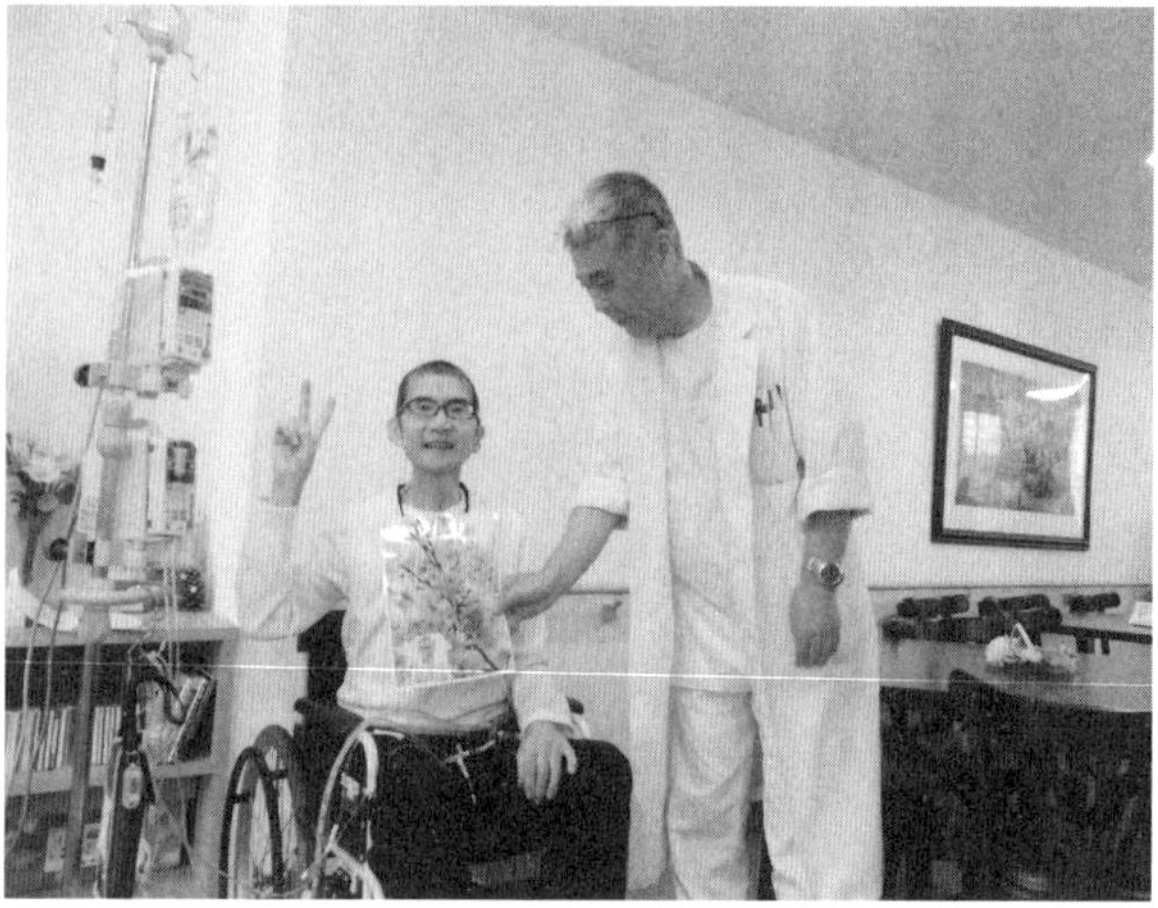

二〇一五年九月に入院した富崎さんは翌年四月の桜の季節までの約八ヶ月間、緩和ケア病棟で生活することができました。この写真はカフェテリアで、少しでも花見の気分を味わって欲しいと桜の写真をプレゼントしているときのものです。

入院当初と違って頭は坊主に変貌していますが、表情は半年前と同じですね。あなたはどのように感じますか？

点滴台には、必要最小限の栄養補給のための点滴やら、痛み止めのための医療用麻薬が、持続皮下注射で富崎さんの身体につながれています。

最期の日が近づいても、なお穏やかに暮らす富崎さんの姿が見て取れます。

●写真7　最期までの日々

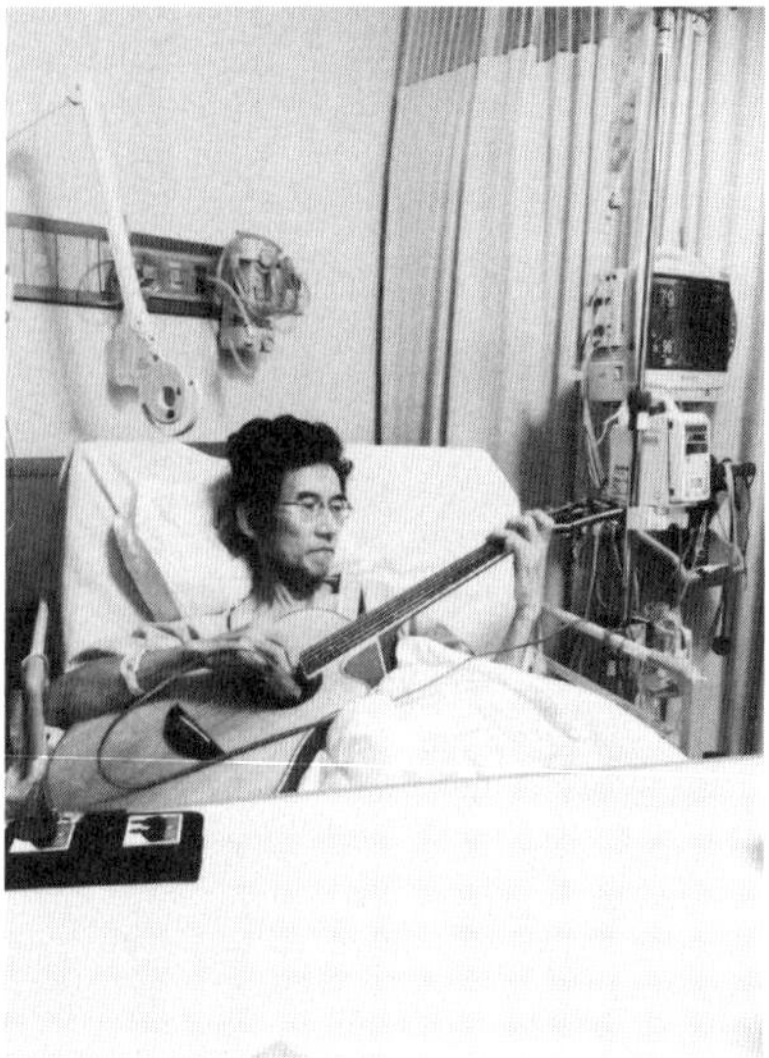

これはＳｕｍｉさんが撮ってくれた富崎さんの写真です。最後の最後までギターを手放さなかった富崎さん、歯を食いしばっているようにも見えます。写真５の神々しい富崎さんとは、ずいぶん印象が異なると思います。

限りある「いのち」を富崎さんは何に使ったのでしょうか？

最初はやけっぱちだった富崎さんが、どうして「今が一番幸せ」、「出会ったみんなが家族」と思えるようになったのでしょうか？

そして苦しみとは何なのか？「いのち」とは何なのか？　をこの写真を見ながら子どもたちと一緒に考えています。

その答えの一つが小六女子の感想文です。

「わたしが、がんの話を聞いて心に残っていることは富崎さんというミュージシャンの話です。富崎さんはちりょうをしても、もうなおらないと言われてショックを受けたと思います。でも自分のじんせいで好きなことをやって終わろうという気持ちにおどろきました。

わたしだったらあきらめきれないと思います。でも富崎さんは自分の好きなギターで人を幸せにして、自分も幸せになろうという気持ちにおどろきました。

がんは人を傷つけるけど、人はみんなを幸せにするんだなあと思いました」

「いのち」はかけがえのないものであること、

自分の「いのち」を大切にするためにはどのような生き方をしたらいいか？を真剣に考えてくれた結果でした。

あとがき

最期までの時間を緩和ケア病棟で過ごした富崎さんが魅せてくれた人生の物語は、多くのことを教えてくれました。そしてそれを子どもたちに伝えたいと心の底から思ったのが本書執筆のきっかけでした。

あの笑顔と歌声は、亡くなって八年経った今でもはっきり筆者の脳裏に焼き付いています。確かに肉体は滅びましたが、魂は今も生きています。まさに「往生《おうじょう》するとは往《い》って生《い》きることなんだなあ」と実感しています。

一期一会の出会いとなったのは富崎さんだけではありません。同じがん患者さん仲間で本書に登場した中野正三さん、鎌田佑さんもそうです。そしてご遺族の方も今回、本にすることを快く許してくれました。ありがとうございます。

忘れてならないのは音楽仲間のＳｕｍｉさん、マッキーさんたちです。陰に日向に家族以上に富崎さんを支えてくれました。そして写真を本書に使用する許可も得ました。ありがとうございました。

また未熟な筆者に多くのアドバイスを頂いた文芸社編集部の吉澤茂氏、本にしましょうと背中を押してくれた出版企画部の砂川正臣氏に深く感謝します。彼らがいなかったら本書は完成していなかったでしょう。ありがとうございました。

林　良彦

著者プロフィール

林 良彦（はやし よしひこ）

1953年11月大分県大分市生まれ。
1981年３月、九州大学医学部を卒業し、外科医の道を選択。「切って切って切りまくった」が、患者さんの生命予後は手術の是非に依るものではなく、元々持っていた患者さんの寿命に従うだけだと気づかされる。そして、より深く周囲の人々を幸せにするために「緩和ケア医」に転身。現在はフリーとして、全国各地の在宅緩和ケアクリニックのお手伝いをしている。

人生があと200日で終わるとしたら

治らない病気になったミュージシャンの話

2024年５月15日　初版第１刷発行

著　者　林 良彦
発行者　瓜谷 綱延
発行所　株式会社文芸社
〒160-0022　東京都新宿区新宿1－10－1
電話　03-5369-3060（代表）
03-5369-2299（販売）

印刷所　図書印刷株式会社

ISBN978-4-286-25302-2